PUBLICATION OFFICIELLE

CONVENTION SANITAIRE

ENTRE LA

RÉPUBLIQUE ORIENTALE DE L'URUGUAY

L'EMPIRE DU BRÉSIL

ET LA RÉPUBLIQUE ARGENTINE

ET

RÈGLEMENT RESPECTIF

Traduction de M. Antonio Saenz de Zumaran, consul de la République
Orientale de l'Uruguay, à Marseille

MARSEILLE

TYPOGRAPHIE ET LITHOGRAPHIE BARLATIER ET BARTHELET
Rue Venture, 19.

1889

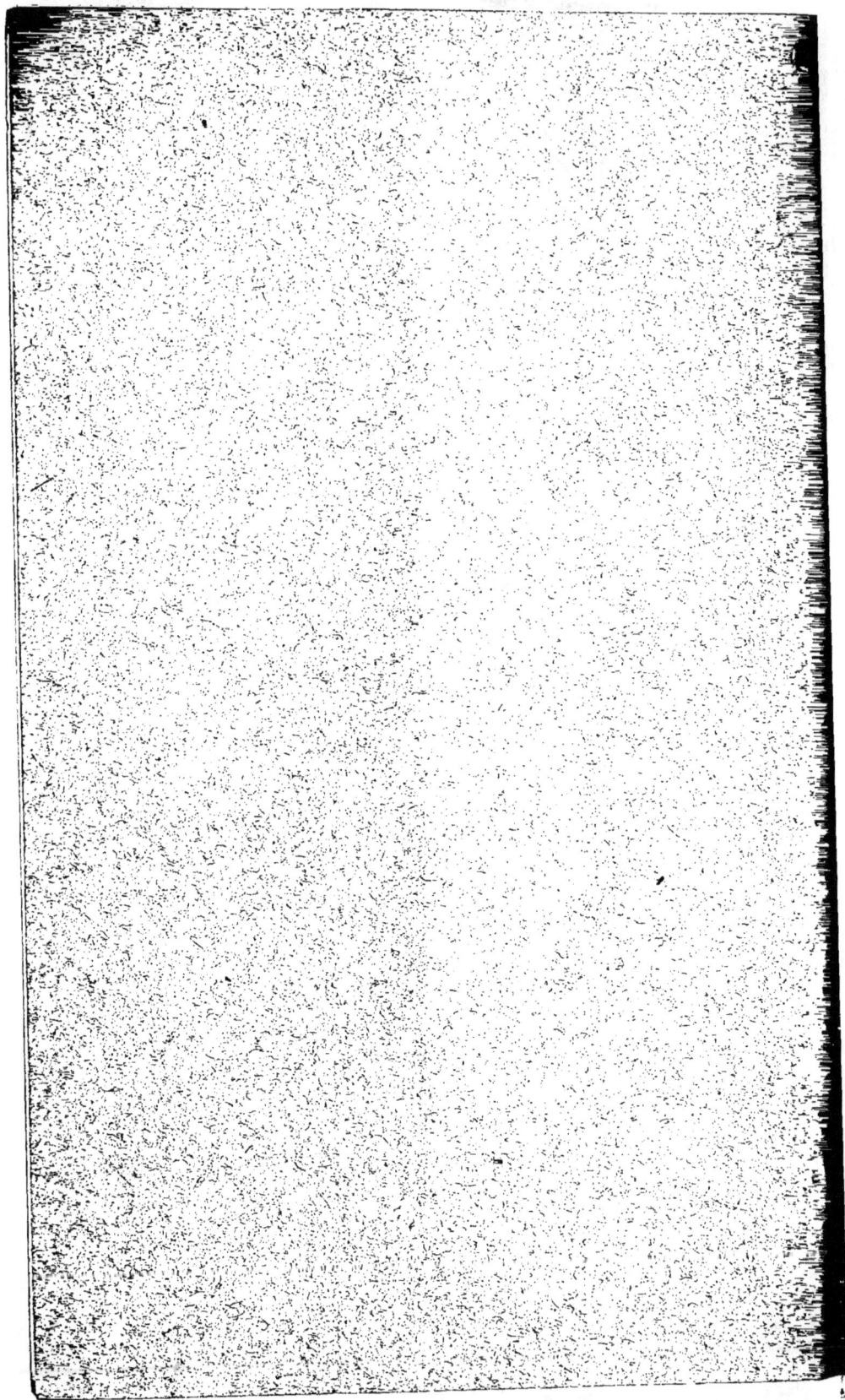

PUBLICATION OFFICIELLE

CONVENTION SANITAIRE

ENTRE LA

RÉPUBLIQUE ORIENTALE DE L'URUGUAY

L'EMPIRE DU BRÉSIL

ET LA RÉPUBLIQUE ARGENTINE

ET

RÈGLEMENT RESPECTIF

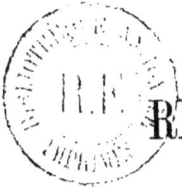

Traduction de M. Antonio Saenz de Zumaran, consul de la République
Orientale de l'Uruguay, à Marseille

MARSEILLE

TYPOGRAPHIE ET LITHOGRAPHIE BARLATIER ET BARTHELET

Rue Venture, 19.

—

1889

CONVENTION SANITAIRE

ENTRE

La République Orientale de l'Uruguay, l'Empire du Brésil et la République Argentine. — Règlement respectif.

Son Ex. le Président de la République Orientale de l'Uruguay, Son Altesse la Princesse Impériale Régente, au nom de Sa Majesté l'Empereur du Brésil et Son Ex. le Président de la République Argentine, ayant résolu d'établir une convention sanitaire, ont désigné dans ce but comme leurs Plénipotentiaires, savoir:

Son Ex. le Président de la République Orientale de l'Uruguay: Le sieur don Carlos Maria Ramirez, Envoyé Extraordinaire et Ministre Plénipotentiaire en Mission Spéciale auprès de Sa Majesté l'Empereur du Brésil: Son Altesse la Princesse Impériale Régente: M. le Baron de Cotegipe, Membre du Conseil de Sa Majesté l'Empereur, Sénateur et Grand de l'Empire, Dignitaire de l'Ordre Impérial de la Croix du Cruzero, Commandeur de l'Ordre de la Rose, Grand-Croix de Notre-Dame de la Conception de Villa Viçosa, de Isabelle la Catholique, de Léopold de Belgique et de la Couronne d'Italie, Président du Conseil des Ministres, et Ministre et Secrétaire d'Etat des Affaires Etrangères et par intérim des Affaires Intérieures.

Son Ex. le Président de la République Argentine: Le

sieur don Enrique B. Moreno, Envoyé Extraordinaire et Ministre Plénipotentiaire auprès de S. M. l'Empereur du Brésil. Lesquels après s'être réciproquement donné communication de leurs pouvoirs délivrés en bonne et due forme, ont arrêté les articles suivants :

ARTICLE PREMIER.

Les trois Hautes Parties Contractantes sont d'accord de déclarer :

Maladies pestilentielles exotiques. — La fièvre jaune, le choléra morbus et la peste orientale.

Port contaminé. — Celui dans lequel existe une épidémie d'une quelconque des maladies sus-indiquées.

Port suspect : 1° celui ou se seraient manifesté quelques cas isolés des susdites maladies ; 2° celui qui aurait des communications faciles et fréquentes avec un port contaminé ; 3° celui qui ne se serait pas suffisamment protégé en adoptant les règles de cette convention.

Navire contaminé. — Celui sur lequel se serait déclaré un cas de maladies pestilentielles.

Navire suspect : 1° Celui qui venant d'un port contaminé ou suspect n'aurait cependant ou pendant la traversée aucun cas de maladies pestilentielles ; 2° celui qui bien qu'arrivant d'un port sain aurait touché à un port contaminé ou suspect sauf l'exception du paragraphe 10 de l'Article 8 ; 3° celui qui pendant le voyage ou à son arrivée aurait communiqué avec un autre navire de provenance inconnue suspect ou contaminé ; 4° celui sur lequel se seraient produits des décès de causes indéterminées ou des cas répétés d'une maladie quelconque ; celui qui n'aurait pas des patentes nettes tant du port de sortie que des ports d'escales, patentes régulièrement visées par les consulats des pays de destination établis dans ces ports ; 6° celui qui ayant subi une quarantaine ou un traitement sanitaire spécial dans un quelconque des Lazarets des trois Etats contractants ne se présenterait pas muni de la patente internationale de libre pratique.

Objets suspects, susceptibles de retenir et transmettre des germes contagieux: Les vêtements, linges, chiffons, matelas et tous les objets d'usage et service personnel, de même que valises, malles, caisses employées à serrer les effets et aussi les cuirs frais. Les autres objets non désignés précédemment et les animaux sur pied ne seront pas considérés comme suspects.

Paragraphe unique. — *La déclaration de contaminé ou suspect* appliquée à un port sera faite par chaque gouvernement, à l'occasion, sur déclaration du chef du service sanitaire maritime, elle sera officiellement publiée.

Art. 2.

Les Gouvernements des trois Hautes Parties Contractantes installeront leurs respectifs services sanitaires de manière qu'ils puissent exécuter ou faire exécuter ce qui sera stipulé dans la présente convention.

Les Chefs de ces services sanitaires se mettront en communication entr'eux pour les besoins du service, et chacun pourra faire aux autres les observations qu'il croira convenable pour l'exercice de leurs fonctions.

Pour le fonctionnement des services sanitaires, on établira un règlement international fixant les mesures générales et spéciales applicables aux trois Etats.

Art. 3.

Les Hautes Parties Contractantes s'obligent à ; 1° établir les Lazarets qui seraient nécessaires, reconnaissant la convenance d'établir dans les îles les lazarets fixes; 2°

établir et maintenir en cas d'épidémie un lazaret flottant au moins ; 3° créer des hôpitaux flottants annexes des lazarets fixes et destinés au traitement des malades attaqués de maladies contagieuses sur les navires qui les ont amenés, sur les navires déjà à l'ancre ou sur ceux retenus dans les lazarets ; 4° considérer comme valables pour les effets de cette convention, les quarantaines ou mesures sanitaires appliquées dans un quelconque des lazarets des trois Etats sous la condition qu'elles seront justifiées par un témoignage officiel ; 5° ne pas recourir à la fermeture des ports respectifs, ni à repousser aucun navire quel que soit l'état sanitaire reconnu à bord.

Art. 4.

Aucun navire provenant de ports étrangers ne sera admis en libre pratique dans les ports du Brésil des républiques Argentine ou de l'Uruguay, avant d'avoir subi une visite sanitaire faite par les autorités, sauf l'exception du paragraphe 10, Article 8. Dans cette visite, les autorités procéderont aux perquisitions nécessaires pour la complète vérification de l'état sanitaire du bord, elles décideront le traitement qui devra être appliqué au navire et en donnerait au capitaine notification par écrit.

Art. 5.

Pour faciliter l'exécution des dispositions précédentes, les Hautes Parties Contractantes conviennent de distinguer trois sortes de navires : 1° les vapeurs qui amènent moins de cent passagers d'avant ; 2° les transports d'émigrants, soit vapeurs postaux ou non, portant plus de cent passagers d'avant ; 3° les navires à voiles.

§ 1. Les navires de la 1re et de la 2me catégorie doivent avoir un médecin à bord et être pourvus de :

— D'une étuve de désinfection à la vapeur d'eau ;

— D'une provision de désinfectants et agents de désinfection conformément aux conditions du règlement sanitaire international ;

— Un livre des provisions de pharmacie où seront consignées, quantité et qualité des drogues ou médicaments existant à bord au départ du port de provenance et aussi les approvisionnements supplémentaires qu'il aurait pu prendre aux ports où il a touché ;

— Un livre où seront inscrits les prescriptions médicales.

— Un livre de clinique où seront notés avec les plus grands détails tous les cas de maladie survenus à bord et le traitement appliqué ;

— La liste des passagers avec indication du nombre, de l'âge, du sexe, de la nationalité, de la profession et de la provenance ;

— Le tableau de l'équipage ;

— Le manifeste de charge ;

§ 2. Les livres indiqués au paragraphe précédent seront ouverts, numérotés et signés feuille par feuille par le Consul d'un des Etats Contractants au port de départ et les feuilles relatives à chaque voyage seront closes par l'autorité sanitaire au port de destination.

Les capitaines ne paieront aucun frais pour l'établissement de ces livres.

§ 3. Tous les papiers du bord seront soumis à l'examen de l'autorité consulaire dans les ports d'origine et à l'autorité sanitaire au port d'arrivée. Il incombe à la première de consigner dans les patentes de santé, en les visant, l'existence ou l'absence totale ou partielle des livres de la liste et du tableau signalés au 1er § de cet article.

ART. 6.

Tout navire à destination d'un port quelconque des trois

pays devra avoir une patente dressée par l'autorité sanitaire du port d'origine, visée par les consuls des pays de destination dans le même port d'origine et à chacune des escales. Cette patente de santé sera présentée aux autorités sanitaires des ports des trois pays pour être visée, et sera remise à celles du dernier port d'arrivée.

§ 1. Le document sanitaire actuellement délivré par les consuls est supprimé ; il sera remplacé par le visa de la patente de santé, visa qui donnera droit pour les consuls aux émoluments fixés.

§ 2. Le visa du consul sera inscrit au revers de la patente et garanti par le timbre du consulat.

§ 3. Quand par suite des informations obtenues et de la connaissance exacte des faits, le consul n'a aucune observation à faire à la teneur de la patente, le visa sera simple ; en cas contraire, le même consul notera à la suite du visa ce qui lui paraît convenable pour rectifier la teneur de la patente de santé.

Les patentes qui porteraient des rectifications, après avoir été visées au premier port d'un des trois pays où touchera le navire devront être accompagnées d'un billet sanitaire signé des autorités de ce port. Ce billet portera déclaration du traitement auquel aura été soumis le navire. A la suite du visa on fera relater la délivrance du dit billet.

§ 4. Les consuls des ports de provenance devront s'informer d'après les avis sanitaires du pays ou au mieux possible de l'état sanitaire de ces ports. En cas de rectification de la patente de santé, ils devront aussitôt donner avis aux autorités de leurs pays et celles-ci communiqueront aux autres Etats contractants les motifs et les raisons de la rectification.

§ 5. Les navires qui toucheraient aux ports des trois pays devront prendre patente à chacur d'eux. Ces patentes seront remises par le capitaine aux autorités du dernier port où touchera le navire.

§ 6. Les Hautes Parties Contractantes reconnaissent deux sortes de patentes, *nette* et *brute*. La première constate l'absence de tout cas de maladies contagieuses tant au port de départ qu'aux escales touchées, la seconde signale soit une épidémie, soit des cas isolés d'une quelconque des maladies signalées.

§ 7. Les navires de guerre des nations amies obtiendront gratuitement la patente de santé.

Art. 7.

Chacune des Hautes Parties Contractantes s'engage à établir la forme constitutionnelle sur son territoire, un corps *d'Inspecteurs sanitaires de navires*, composé de médecins spécialement chargés d'exercer leurs fonctions à bord des navires sur lesquels ils seront embarqués; ils devront veiller à l'exécution des mesures adoptées pour la santé des passagers et de l'équipage, noter les événements survenus pendant le voyage et les relater aux autorités du port d'arrivée.

§ 1. *Les Inspecteurs sanitaires de navires* seront fonctionnaires du département de la santé maritime des Etats auxquels ils appartiennent.

§ 2. Ils seront nommés par le Gouvernement au concours. Les chefs du service sanitaire désigneront les Inspecteurs qui doivent s'embarquer.

§ 3. Le règlement sanitaire international formulera le programme et l'objet du concours, ainsi que les fonctions qui doivent incomber aux Inspecteurs sanitaires.

Art. 8.

Dans les ports de chacun des Etats Contractants, on pratiquera deux sortes de quarantaines, celle d'observation et celle de rigueur.

§ 1. La quarantaine d'observation consistera dans le maintien du navire pendant le temps nécessaire pour pratiquer à bord une rigoureuse visite sanitaire.

§ 2. La quarantaine de rigueur aura deux buts : 1° vérifier si parmi les passagers venant d'un port contaminé ou suspect aucun ne serait atteint d'une maladie contagieuse dans la période d'incubation ; 2° procéder à la désinfection des objets capables de conserver et transmettre des germes contagieux.

§ 3. La quarantaine de rigueur sera appliquée : 1° aux navires contaminés ; 2° à ceux à bord desquels se seraient produits des cas de maladie non spécifiée et ne pouvant être constatés par la visite sanitaire.

§ 4. La durée de la quarantaine de rigueur sera déterminée par la durée de la période maximum d'incubation de la maladie contagieuse à savoir :

Dix jours pour la fièvre jaune, *huit* pour le choléra et *vingt* pour la peste orientale.

Ces délais pourront être comptés de deux manières : 1° A partir de la date du dernier cas survenu pendant le voyage ; 2° à partir de la date de l'entrée des voyageurs au lazaret.

§ 5. La quarantaine de rigueur sera comptée de la date du dernier cas survenu pendant le voyage, lorsque les trois conditions suivantes seront remplies : 1° que le navire satisfasse aux conditions des paragraphes 1, 2 et 3 ; 2° qu'il ait à son bord un inspecteur sanitaire qui affirme la date exacte de la fin du dernier cas de maladie et l'exécution de toutes les mesures de désinfection indiquées aux instructions reçues par l'inspecteur, du chef du service sanitaire, conformément au règlement international, et enfin le parfait état de la santé à bord ; 3° que les autorités sanitaires locales confirment la véracité des renseignements fournis.

§ 6. Si, dans les conditions indiquées au paragraphe précédent, le temps écoulé depuis le dernier cas, au jour de l'arrivée du navire, était égal ou supérieur à celui de l'incubation maximum de la maladie contagieuse, les passagers seront admis en libre pratique ainsi que le navire lui-même, pourvu qu'il ne soit pas porteur d'objets suspects.

Si le navire portait des objets suspects n'ayant pas été désinfectés ou dont on ne pourrait prouver la désinfection, la libre pratique ne lui serait accordée qu'après qu'on aurait procédé à la désinfection des dits objets.

En cas contraire, gens et navire seront soumis à la quarantaine de rigueur.

§ 7. Si le temps écoulé depuis le dernier cas de maladie contagieuse était moindre que le délai maximum d'incubation, et si le navire se trouve dans les conditions exigées au § 5, les passagers purgeront une quarantaine complémentaire d'autant de jours qu'il en manquerait pour atteindre le délai maximum d'incubation. Cette quarantaine complémentaire sera faite dans le lazaret, sauf le cas où il n'y en aurait point d'établi sur les lieux, la quarantaine pourrait alors se faire à bord.

§ 8. Si le navire, à son arrivée, portait des malades attaqués d'affections contagieuses, les malades seront admis dans l'hôpital flottant, et les passagers subiront la quarantaine dans le lazaret flottant. La quarantaine, dans ce cas, sera comptée du jour de l'entrée au lazaret. Le navire sera soumis aux mesures fixées par le règlement international.

§ 9. Seront soumis à la même règle les navires qui, bien que n'ayant pas de malades à l'arrivée, en auraient eu en cours de voyage, et n'auraient pas satisfait exactement aux exigences du paragraphe 5.

§ 10. Les navires suspects qui auraient fait la traversée d'un port contaminé ou suspect à celui d'arrivée, dans un délai moindre que celui de la période maximum d'incubation, seront aussi soumis à la quarantaine complémentaire spécifiée au § 7.

Sera exempté de cette quarantaine le navire de 2ᵉ classe, venant d'un port reconnu sain, n'ayant pas eu de malades à bord, suivant attestation de l'inspecteur sanitaire, bien qu'ayant touché à Montévidéo, Rio-Janeiro ou Buenos-Ayres en temps d'épidémie, pourvu qu'il se soit borné à décharger ses marchandises, débarquer ses passagers et échanger la correspondance. Encore faudra-t-il que ces opérations aient été effectuées sur un ponton installé à cet effet par les autorités sanitaires, convenablement situé, libre de toute contagion et en conditions satisfaisantes d'isolement. Le navire ne devrait avoir reçu à son bord ni subi le contact de personne ou d'aucun objet de ces ports.

Ces faits devront être établis par un document authentique signé des autorités sanitaires du port touché, visé par le consul du pays de destination et attesté par un inspecteur sanitaire également du pays de destination.

§ 11. Le navire suspect qui aurait eu une traversée dépassant la durée maximum de la période d'incubation, sera soumis à la quarantaine d'observation, pendant laquelle on procèdera aux vérifications prescrites par le Règlement international, et ce n'est qu'après qu'il aura été établi qu'aucun décès dû à une maladie contagieuse ne s'est produit à bord qu'il sera admis en libre pratique.

Il est bien entendu que si ce même navire avait à bord des objets suspects n'ayant pas été désinfectés mais n'ayant pu contaminer les passagers ou l'équipage, il sera soumis à la quarantaine de rigueur pour permettre de compléter la désinfection.

Cette quarantaine partira du jour du débarquement des passagers, lesquels seront admis en libre pratique.

Dans le cas où ces objets auraient pu contaminer les passagers ou l'équipage, on suivra les prescriptions du § 6 de ce présent article.

§ 12. Les effets des dispositions précédentes relativement

aux navires de la 1ʳᵉ catégorie, désignée à l'article 5, subsisteront même au cas où ils n'auraient pas à bord un inspecteur sanitaire pourvu qu'ils aient rigoureusement observé les dispositions du Règlement international, relatives à la responsabilité qui incombe au médecin du bord vis-à-vis des autorités sanitaires du port d'arrivée. Sa responsabilité est engagée au point de vue des renseignements qu'il doit fournir sur la foi du serment professionnel et aussi pour la scrupuleuse exécution pendant le voyage des prescriptions qui fixent les devoirs des inspecteurs sanitaires.

§ 13. Les dispositions des paragraphes précédents, qui comportent une concession pour les quarantaines de rigueur ne seront applicables aux navires de la seconde catégorie que si : 1° ils ont reçu à bord un inspecteur sanitaire avec passage gratuit de 1ʳᵉ classe ; 2° ils ont observé relativement à la santé du bord les recommandations du dit inspecteur tant au moment du départ que durant la traversée.

En cas contraire, on n'admettra pas, pour compter la durée de la quarantaine, les règles fixées au § 4, n° 1, pas plus pour les passagers que pour le navire lui-même.

ART. 9.

Les dispositions du § 1 de l'art 5 sont obligatoires pour tous les navires qui dans un quelconque des trois pays jouiraient des priviléges du services postal et les gouvernements contractants s'engagent à retirer les dits priviléges à tous les navires qui, dans un délai de quatre mois comptés du jour de la mise en vigueur de cette convention, n'auraient pas strictement exécuté les prescriptions établies.

ART. 10.

Les Hautes Parties Contractantes s'engagent à n'accorder

de priviléges postaux qu'aux navires adhérant à la présente
convention, prouvant devant les autorités sanitaires qu'ils
ont accompli les prescriptions du § 1, Art. 5, et déclarant se
soumettre aux conditions 1 et 2 du § 13 de l'Art. 8.

ART. 11.

Les mesures sanitaires que les Hautes Parties Contractantes auraient à prendre à terre et sur leur propre territoire ne sont pas prévues dans la présente convention.
Cependant, il demeure entendu qu'en aucun cas elles ne
pourront aboutir à la suspension absolue des communications par voie de terre. Les Gouvernements intéressés s'en-
tendront sur les points de communication et sur les moyens
les plus efficaces pour prévenir tout danger d'invasion de
l'épidémie.

Art. 12.

La présente convention aura une durée de quatre ans à
partir du jour de l'échange des ratifications, elle conti-
nuera à demeurer en vigueur jusqu'à ce qu'une des Hautes
Parties Contractantes signifie aux autres l'intention d'y
mettre fin. Elle cessera douze mois après la date de cette
signification. Les ratifications seront échangées dans la
ville de Montévidéo et dans le plus court délai possible.

En foi de quoi les Plénipotentiaires la signent et la tim-
brent.

Fait en la ville de Rio-Janeiro, le vingt-cinq Novembre
de l'année mil huit cent quatre-vingt sept.

(L. S) Carlos Maria Ramirez.
(L. S.) Baron de Cotegipe.
(L. S.) Enrique B. Moreno.

RÈGLEMENT SANITAIRE INTERNATIONAL

CHAPITRE I

DES PATENTES DE SANTÉ.

ARTICLE PREMIER. — Les patentes de santé délivrées par les autorités sanitaires des trois Etats Contractants seront établies sur le modèle n° 1.

ART. 2. — Ne sera point valable toute patente d'une date antérieure de 24 heures au départ du navire. En cas de séjour prolongé, un nouveau visa est nécessaire.

ART. 3. — Le billet sanitaire dont il est question au paragraphe 3 de l'Art. 6 de la convention sera dressé suivant le modèle n° 2.

ART. 4. — La patente de santé ne sera pas exigée pour les caboteurs navigants entre ports d'une même province, les croiseurs et les bateaux de pêche.

ART. 5. — Tous les navires à destination d'un des Etats Contractants devra avoir une patente dressée par l'autorité sanitaire du port de départ visée par les consuls des pays de destination au même port de départ et aux ports d'escales. Cette patente sera présentée aux autorités sanitaires des ports des trois pays pour être visée et sera remise à celles du dernier port où arrivera le navire.

§ 1. Le document sanitaire délivré jusqu'ici par les agents consulaires demeure supprimé il sera remplacé par le visa de la patente de santé ; ce visa donnera droit pour les consuls aux émoluments fixés.

§ 2. Le visa consulaire sera inscrit au verso de la patente et légalisé par le timbre du consulat.

§ 3. Quand par suite des informations obtenues et de la connaissance exacte des faits, le consul n'aura aucune observation à faire à la teneur de la patente, le visa sera simple. Au cas contraire, le consul ajoutera à la suite du visa les observations qui lui paraissent convenables pour rectifier la teneur de la patente.

Les patentes ainsi rectifiées après visa devront, dans le premier port des Etats contractants où touchera le navire, être accompagnée d'un *billet sanitaire* signé par les autorités de ce port. Ce billet portera la mention du traitement auquel a été soumis le navire. A la suite du visa on relatera la remise du billet.

§ 4. Les consuls des Etats contractants aux ports de départ devront s'informer auprès des offices de santé du pays ou comme mieux ils pourront de l'état sanitaire de ces ports. En cas de rectification de la patente de santé, ils devront aussitôt aviser les autorités de leur pays qui transmettront aux autres Etats contractants les motifs et les raisons de la modification.

§ 5. Les navires qui toucheront les divers ports des trois Etats contractants doivent présenter à chacun d'eux une patente de santé. Ces patentes seront délivrées par le commandant ou les autorités du dernier port touché.

§ 6. Les Etats contractants reconnaissent deux sortes de patente de santé : *nette* et *brute*. La première ne relatant aucun cas de maladie pestilentielle exotique, ni au port de départ, ni à ceux d'escale, et la seconde signalant une épidémie ou des cas isolés d'une quelconque des maladies indiquées.

§ 7. Les navires de guerre des nations amies recevront gratuitement la patente de santé.

CHAPITRE II

ORGANISATION DU CORPS DES INSPECTEURS SANITAIRES DE NAVIRES.

ART. 6. — Chaque corps d'inspecteurs sera composé de médecins nationaux. Leur nombre sera déterminé par les besoins du service maritime du commerce international et sera périodiquement fixé par un accord entre les chefs des services sanitaires.

ART. 7. — Le titre d'Inspecteur sanitaire sera décerné à la suite d'un concours devant un jury aux candidats présentant les plus grandes garanties de capacité.

L'avis du concours sera publié pendant trente jours consécutifs, signalant le jour et l'heure où siégera le jury.

§ 1. Le concours portera sur les matières suivantes :

Géographie médicale.

Maladies exotiques contagieuses.

Maladies contagieuses en général.

Prophylaxie. — Moyens d'isolement. — Systèmes de désinfection. — Nature et mode d'action des désinfectants.

Hygiène navale.

Organisation de la police sanitaire maritime Argentine, Brésilienne, Urugayaine, Française, Italienne, Anglaise, Portugaise, Espagnole, etc.

Statistique et nature du commerce d'échange entre les trois nations contractantes et de chacune d'elles avec les autres nations concourant à ce commerce.

Interprétation de ce règlement et de la convention qui le motive.

§ 2. Les épreuves du concours consisteront en une exposition orale d'un quart d'heure pour chaque proposition, et d'une seule épreuve écrite sur une quelconque des matières du commerce.

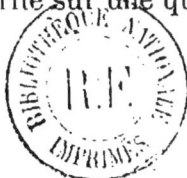

3

Les propositions seront tirées au sort sur un nombre de dix pour chaque matière. Le Jury les formulera au moment d'ouvrir le concours.

Les concours oraux qui auront lieu un même jour, porteront sur les mêmes propositions. Si le nombre des candidats ne permet pas de terminer le concours le même jour, on désignera encore au sort de nouvelles propositions pour chaque jour suivant.

Durant l'épreuve orale d'un candidat, les autres ne pourront être présents.

L'épreuve écrite consistera dans le développement d'une question désignée par le jury sur une quelconque des matières du concours. Les candidats auront trois heures pour ce travail.

§ 3. Le Jury sera composé de quatre Docteurs en médecine tirés au sort par une Commission de trois personnes que choisira le chef du service sanitaire, sur une liste de dix fermée et numérotée par le même chef. Cette liste sera remise à la Commission en un pli cacheté qui ne sera ouvert qu'après le tirage au sort des numéros.

Le Chef du service sanitaire présidera le jury, en cas d'empêchement, sa place sera tenue par son représentant légal.

Le Jury sera élu huit jours avant le jour fixé pour le concours.

Le rôle du jury se bornera à désigner, dans un procès-verbal, le nom des candidats qui auraient fourni les meilleures réponses ; cette pièce sera signée par tous les Membres du Jury.

Les votes du Jury seront classés par matières et par nombres et le produit indiquera l'ordre de mérite de chaque candidat.

CHAPITRE III

DEVOIRS ET ATTRIBUTIONS DES INSPECTEURS SANITAIRES DE NAVIRES.

ART. 8. — Les obligations des Inspecteurs sanitaires sont:

1° Se tenir toujours à la disposition et aux ordres du Chef de service pour se transporter sur tel point qu'il désignera.

2° S'embarquer sur le navire que le Ministre ou le Consul à l'étranger lui indiquera, ou même sur l'ordre du plus autorisé des inspecteurs dûment autorisé. Il devra, à bord, exécuter et faire exécuter les articles de ce règlement et les prescriptions de la convention qui le motive, comme aussi les instructions qu'il recevrait des chefs du service sanitaire d'un quelconque des trois pays.

3° Tenir un registre ou journal remis par le Chef du service sanitaire et dont les feuilles seront numérotées et timbrées. Sur ce journal, trois fois par jour, il notera toutes les observations relatives à la santé des passagers et de l'équipage et toutes les causes inhérentes au navire ou autres qui suivant son opinion, pourraient nuire à la santé des gens à bord ; il notera aussi avec détail toutes les mesures qu'il aurait prises dans l'exercice de ses fonctions.

4° Vérifier à la sortie du port de départ et de ceux des escales l'approvisionnement de désinfectants ou de matières servant à désinfecter, ainsi que la caisse des médicaments comparant les existences aux quantités portées sur les livres et signalant à l'occasion au capitaine, tout déficit reconnu, afin qu'il puisse y être remédié.

5° Visiter les voyageurs à l'embarquement et refuser tous ceux qui paraîtraient atteints de maladie contagieuse quelle qu'elle soit, ainsi que les convalescents de ces maladies, à moins qu'on puisse établir que la convalescence remonte à plus de vingt jours avant le départ.

6° Empêcher l'embarquement de bagages contaminés quelle que soit leur origine et de tous les objets qu'il reconnaîtrait en mauvais état de conservation en prévenant à temps le Commandant du navire.

7° Vérifier l'état de propreté et d'hygiène du navire dans tous ses compartiments, avant que l'on procède à l'embarquement des marchandises et à l'admission des passagers au port de départ. Il doit signaler au capitaine, les mesures qu'il croit convenable pour mettre le navire dans de meilleures conditions. Toutes ces observations, les mesures prises et le concours prêté par le Capitaine, devront être mentionnées sur le journal de l'Inspecteur sanitaire.

8° Prêter son concours professionel aux passagers et à l'équipage du navire sur la demande du Commandant, celle du médecin du bord s'il en existe un, ou celle des intéressés. En tous cas, exiger d'être informé de tout cas de maladie si légère qu'elle soit afin de pouvoir l'observer, la porter sur son journal, ayant soin de marquer exactement la date du début de la maladie et de la terminaison, qu'il y ait guérison ou décès, et tous les détails pouvant permettre de reconnaître la nature de la maladie.

9° Consigner à chaque escale ou arrivée du navire sur son journal, la date et l'heure précise de l'arrivée et du départ et tous les renseignements qu'il aurait pu recueillir sur l'état sanitaire des ports touchés.

10° Il visitera deux ou trois fois par jour l'infirmerie du bord pour vérifier l'état des malades.

11° Il visitera également les passagers qui resteraient dans leurs couchettes ou s'enfermeraient dans leurs cabines, pour quel motif que ce soit, considérant de son devoir de donner à chaque passager d'avant les conseils concernant les soins d'hygiène à observer pour maintenir la santé du bord.

12° Chaque fois qu'il noterait l'apparition d'un cas suspect ou déclaré de maladie contagieuse, il devrait aussitôt avoir soin de faire isoler le malade, avisant le Commandant et indiquant en même temps les mesures de préservation nécessaires.

(a) Il fera isoler le malade dans une chambre bien aérée, chambre qui doit d'abord être préparée dans ce but.

(b) Il veillera à ce que toutes les déjections soient aussitôt désinfectées et jetées à la mer.

(c) Il fera détruire par le feu ou soumettra à une rigoureuse désinfection la lingerie, les vêtements, la literie, les couvertures, etc., qui auraient servies au malade pendant le cours de la maladie et à mesure qu'il aurait pu en changer pendant ce temps.

(d) Il fera également désinfecter les parties contaminées du navire et plus spécialement les infirmeries, cabines ou logements où auraient séjourné les malades.

13° Il inscrira sur le journal toutes les mesures prises pour isoler les malades, désinfecter les déjections, détruire ou purifier la lingerie et les vêtements, pour la désinfection des logements, précisant la nature, la dose et le mode d'emploi des désinfectants utilisés. Il notera la date et l'heure exacte de chaque opération.

ART. 9. — L'Inspecteur sanitaire sera tenu de présenter ce journal et de répondre sous la foi du serment à toutes les questions que les autorités d'un quelconque des ports des Etats contractants croiraient devoir lui adresser sur l'état sanitaire présent et passé du navire pendant le voyage.

Cet interrogatoire pourra être verbal ou écrit.

CAS PARTICULIERS.

Art. 10. — L'Inspecteur sanitaire demeurera à bord dans les cas prévus par les paragraphes 8, 9 et 10 de l'Art. 8 de la convention pour veiller à l'exécution de toutes les opérations d'assainissement et de désinfection pratiquées sur le navire d'après les ordres de l'autorité sanitaire ; il devra aussi surveiller les passagers et l'équipage pendant qu'ils accompliront la quarantaine complémentaire.

§ 1. Dans le cas prévu par l'exception du paragraphe 10 du même article, il fera savoir au Commandant que le débarquement des marchandises et des passagers ne peut s'opérer que de jour et seulement en présence de l'Inspecteur. Ces opérations devront être exclusivement faites par l'équipage du navire afin d'éviter tout contact possible avec les personnes et les objets du port.

(a) Les passagers seront débarqués sur un ponton disposé à cet effet par les autorités sanitaires dans un site isolé du port. C'est là que se fera aussi le débarquement des marchandises.

(b) Toutes ces opérations ne pourront se faire que d'un des flancs du navire, l'Inspecteur devra se placer de manière à en suivre les moindres détails. Il est tenu d'en faire le récit circonstancié dans les autres ports de deux autres Etats où toucherait le navire.

(c) L'Inspecteur ne doit pas oublier que c'est l'unique cas et seulement pour les ports de Rio-Janeiro, Montévidéo et Buenos-Ayres, où il est permis en temps d'épidémie de débarquer passagers et marchandises sans subir d'abord la visite sanitaire. Celle-ci sera remplacée par la déclaration écrite de l'Inspecteur, laquelle sera remise au médecin de santé, pour lui éviter de venir à bord et d'avoir aucun contact avec les gens et les objets du navire avant le débarquement.

(*d*) Dans la déclaration écrite mentionnée à *la lettre C*, l'Inspecteur devra constater :

1° Que le navire provient d'un port sain.

2° Qu'il n'a touché dans le voyage à aucun port suspect ou contaminé.

3° Qu'il n'a eu de contact avec aucun navire suspect ou contaminé.

4° Que durant la traversée, il n'a eu aucun cas de maladie contagieuse.

5° Que le navire a observé toutes les prescriptions générales et spéciales de la convention et de ce règlement.

6° Que l'on a suivi tous les préceptes d'hygiène et de prophylaxie qu'il a conseillés.

(*e*) Cette déclaration qui sera établie et fait imprimer par l'autorité sanitaire sera signée aussi par le Commandant et le Médecin du bord, s'il en existe un, sous les responsabilités légales.

(*f*) Il ne sera permis sous aucun prétexte qu'une personne ou un objet une fois débarqué revienne à bord.

(*g*) On pourra seulement recevoir la correspondance et les documents exigés par le paragraphe 10, de l'article 8 de la convention.

(*h*) Dans le journal, l'Inspecteur consignera tous les détails relatifs aux opérations du débarquement des marchandises et des passagers et aussi les précautions prises pour éviter tout contact avec les gens et les objets du port infecté pour lequel se fait cette exception, il devra déclarer sous la foi du serment qu'il est personnellement convaincu que l'on a suffisamment observé le but et la portée de ce règlement.

DES COMMISSIONS D'EMBARQUEMENT DES INSPECTEURS SANITAIRES.

Art. 11. — L'Inspecteur ne pourra faire deux voyages consécutifs, aller et retour sur le même vapeur.

ART. 12. — Pour désigner les Inspecteurs devant recevoir commission d'embarquement, on tiendra compte des cas suivants :

(a) Quand le navire a pour destination les ports d'un seul des Etats contractants.

(b) Quand il doit toucher des ports des trois Etats.

1° Dans le premier cas, la désignation sera faite par le Chef du service sanitaire du pays de destination, ou par le consul du même pays au port de départ.

2° Dans le second cas, on établira un tour de service par un accord entre les Chefs sanitaires des trois Etats.

On dérogera à cette règle, dans le cas où un des ports des trois pays aurait été déclaré suspect ou contaminé ; dans ce cas, la commission d'embarquement sera ordonnée par le Chef du service sanitaire du pays aux ports duquel le navire arrivera en dernier lieu.

ART. 13. — Chaque fois que dans un des Etats contractants, il régnera une épidémie de maladie pestilentielle exotique, les Chefs du service sanitaire des autres Etats auront le droit d'accréditer, auprès du Chef du service de cet état, un Inspecteur sanitaire ou un médecin pour étudier et suivre la marche et le développement de la maladie, et transmettre à son Chef ses observations et des données exactes. Cet Agent pourra être, en même temps, chargé d'autres fonctions compatibles avec son service sanitaire.

CHAPITRE IV

DES VISITES SANITAIRES.

ART. 14. — La visite sanitaire a pour but : de vérifier l'état de la santé à bord, d'ordonner les mesures convenables pour rétablir ou conserver les bonnes conditions hygiéniques des navire, d'imposer les quarantaines précises et surveiller l'accomplissement des mesures adoptées.

ART. 15. — Dans chaque port, il sera procédé à deux sortes de visite :

(*a*) Une extérieure pour les navires dès leur entrée.

(*b*) Une intérieure pour les navires déjà ancrés.

Les deux visites seront toujours faites de jour, sauf le cas où il régnerait une épidémie au mouillage. Les autorités sanitaires pourraient alors ordonner une visite de nuit.

ART. 16. — Ces visites pourront être faites par le Chef de service, s'il le croit nécessaire, par ses aides-médecins de santé ou bien, par les médecins des lazarets, s'il s'agit d'un navire arrivant ou mouillant dans une station d'une quarantaine.

ART. 17. — Les visites sanitaires seront obligatoires pour tous les navires, sauf ceux naviguant entre ports d'une même province, sauf aussi modifications contraires dans un des trois pays.

ART. 18. — Aucune autorité de la police ou de la douane ne pourra opérer sur les navires avant qu'ils aient subi la visite. Si ces agents arrivaient en même temps que l'Inspecteur, ce dernier conserverait un droit de priorité sur eux et devrait d'abord donner une autorisation pour qu'ils puissent communiquer avec le navire.

ART. 19. — Le pavillon jaune hissé au mât de misaine d'un navire est un signe d'interdiction imposé par les autorités sanitaires. La seule autorité compétente pour lever l'interdiction est l'autorité sanitaire. Le capitaine du port, le préfet maritime, les autorités de la douane et de la police doivent respecter et faire respecter cette interdiction.

DE LA VISITE SANITAIRE EXTÉRIEURE

Sitôt qu'un navire aura jeté l'ancre dans un mouillage de visites, les autorités sanitaires viendront vers lui et, arrivées à portée de la voix, procèderont à l'interrogatoire.

L'interrogatoire formulé par les autorités sera adressé au commandant, au médecin du bord ou à l'inspecteur sanitaire s'il s'en trouve un, et devra fournir des réponses claires aux demandes suivantes :

1° Quel est le nom du navire ?

2° D'où vient-il ? Combien a-t-il de jours de voyage ?

3° Quel est le nom et la qualité de celui qui répond ?

4° Quels ports a-t-il touchés ?

5° A-t-il, pendant la traversée, communiqué avec quelque navire ?

Lequel et de quelle provenance ?

Quel était l'état sanitaire à bord de ce navire ?

6° A-t-il une patente de santé ?

Nette ou brute ?

7° A-t-il ou a-t-il eu des malades à bord ?

Combien ?

Affectés de quelle maladie ?

Combien ont guéri ?

Combien sont morts ?

8° Combien sont encore en traitement ?

A quelle date, depuis son départ, remonte le premier cas constaté et de quelle maladie ?

9° Le navire n'a-t-il subi aucun traitement sanitaire dans un port d'escale ?

Dans quel port ? Quel a été ce traitement ?

10° Quel document a-t-il prouvant l'exactitude de ce traitement ?

11° A quelle date a eu lieu le dernier décès à bord ?

12° Le navire a-t-il des étuves de désinfection ? Ont-elles fonctionné ?

13° A-t-il tous les livres et papiers indiqués par la convention ?

14° Que vient-il faire dans ce port ?

§ 1. Les réponses à ces questions seront consignées dans

le livre de visites dont l'autorité sanitaire doit être munie ;
si toutes les réponses sont satisfaisantes et qu'il n'y ait pas
lieu d'en mettre aucune en doute, l'autorité montera à bord
et procèdera immédiatement à donner lecture de ces réponses ; elle signera et fera signer par le commandant ou par
celui qui a répondu la feuille où elles sont consignées ; elle
procèdera à l'examen ordinaire.

§ 2. Pour cela, elle demandera d'abord la patente de santé
qu'elle retiendra ; elle examinera les notes du bord et sur-
tout le livre de l'infirmerie et de la pharmacie et les visera
à la dernière page écrite.

Elle examinera ensuite les divers compartiments du navire
et spécialement l'infirmerie et les cabines de l'équipage et
des passagers ; si elle vérifie que les renseignements sont
exacts, si rien ne fait supposer que le navire soit contaminé,
elle visera la patente, qui sera remise au commandant s'il
doit poursuivre son voyage, et le navire sera admis en libre
pratique.

§ 3. Si, l'état sanitaire étant satisfaisant, le navire se
trouvait pourtant en mauvaises conditions de propreté et
d'hygiène générale, l'autorité sanitaire ordonnerait les mesures d'assainissement qui lui paraîtraient indispensables
et fixerait un délai précis pour leur exécution.

Aussitôt après ce délai, le navire pourra procéder à leur
opération s'il a exécuté les mesures imposées. Si le séjour
du navire dans le port devait être très court et rendre ainsi
impossible de pratiquer l'assainissement dans le délai mar-
qué, on se contentera d'exiger l'exécution des mesures d'hygiène les plus indispensables. Il est entendu que si elles
n'étaient pas prises, on ne permettrait au navire aucune
opération d'embarquement ou de débarquement.

Ces mesures de propreté et d'hygiène générale n'empê-
cheront pas le débarquement des passagers et ne seront
pas un obstacle aux communications des gens du bord avec
la terre.

Les ordres de la santé doivent être communiqués par écrit à la Douane.

§ 4. Seront seulement dispensés de la visite les navires voyageant entre les port d'une même province : les croiseurs, les bâteaux de pêche et les navires se trouvant dans les conditions prévues par le paragraphe 10 de l'art. 8 de la convention.

§ 5. Si les informations n'étaient pas satisfaisantes ou si le navire venait d'un port contaminé ou suspect, les employés de la santé ne monteront pas à bord et donneront l'ordre au navire de se rendre à la station de quarantaine la plus proche pour être visité par le médecin du lazaret flottant.

§ 6. Le médecin du lazaret flottant procèdera alors à l'examen rigoureux, se conformant aux prescriptions de l'art. 34 et suivants.

§ 7. Si les informations sont satisfaisantes mais que l'on reconnaisse à l'examen ordinaire qu'elles n'ont pas été exactes, qu'il y a eu mauvaise foi dans les déclarations relatives à la santé du bord, les employés de la santé se retireront sans poursuivre l'examen, emportant la patente et intimant au navire l'ordre de se rendre à la station de quarantaine, où il sera soumis à l'examen rigoureux ci-dessus indiqué.

Dans ce cas, les employés qui auraient procédé à l'examen ordinaire et les personnes qui auraient communiqué avec le navire, demeureront à bord des embarcations qui les ont amenées ou de tout autre, et attendront que le résultat de l'examen rigoureux établisse le traitement qui doit leur être appliqué. L'embarcation des employés de santé en quittant le navire hissera le pavillon jaune au mât d'avant et sera déclarée en quarantaine jusqu'à ce que le Chef du service détermine ce qu'il y a lieu de faire.

§ 8. Si l'inexactitude des informations ne porte que sur

quelques points secondaires ne touchant pas à la santé du bord, l'autorité poursuivra la visite ordinaire et visera la patente, il la remettra au Commandant et lui imposera les peines établies par le règlement spécial de chaque pays.

§ 9. Dans le cas prévu au paragraphe 7, la patente retenue par l'autorité sera remise au médecin du lazaret flottant qui la rendra au Commandant après la visite rigoureuse ou à l'expiration de la quarantaine qui serait imposée. Le même médecin visera la patente et notera sur le billet international de libre pratique, le traitement qu'on aurait fait subir au navire. Ce billet restera aux mains du Commandant.

§ 10. Si le port où sont pratiquées ces opérations et ces visites était le terme du voyage, la patente présentée par le capitaine demeurera aux mains de l'Administration de la Santé.

DE LA VISITE SANITAIRE INTÉRIEURE.

ART. 21. — La visite sanitaire intérieure a pour but de vérifier l'état sanitaire des navires déjà mouillés et de prendre les mesures qui seraient exigées par l'état reconnu.

ART. 22. — La visite sanitaire intérieure sera faite une fois par jour à heure fixe en temps ordinaires. Cependant, si l'Administration le juge convenable, elle pourra ordonner qu'elle soit pratiquée aussi souvent qu'il serait nécessaire.

ART. 23. — Le pavillon national du navire hissé au mât de misaine signifie qu'il y a un malade à bord, la visite sanitaire commencera de préférence par les navires arborant ce signal, afin d'examiner le malade et de procéder suivant les instructions du présent règlement.

ART. 24. — Si le malade est atteint d'une maladie commune, les agents de la Santé le déclareront par écrit au Commandant et ce document donnera le droit de traiter le malade à bord ou à terre à sa convenance.

ART. 25. — Si le malade est atteint d'une maladie contagieuse, les agents de la Santé se régleront suivant les cas suivants.

(*a*) La maladie contagieuse n'est pas épidémique.

(*b*) La maladie contagieuse est épidémique.

Dans les deux cas, il peut se faire que:

1° La maladie règne dans le port et dans la ville.

2° Seulement dans le port ou dans la ville.

3° Ni dans l'un, ni dans l'autre.

§ Si la maladie contagieuse n'est pas épidémique et si elle règne dans le port et la ville, les agents de la Santé sur les instructions du Chef de service feront transporter le malade dans une infirmerie préparée dans ce but et conseilleront à bord les mesures d'hygiène et de désinfection qui seraient nécessaires.

§ 2. Si le navire était dans le voisinage d'autres non contaminés, les agents sanitaires le renverront au mouillage de surveillance où il sera visité chaque jour.

§3. Si la maladie contagieuse non épidémique règne seulement dans le port ou dans la ville, on opérera suivant les prescriptions ci-dessus, les autorités sanitaires devront veiller à ce qu'il n'y ait pas de communications du navire contaminé avec d'autres indemnes ou avec la ville. Cette interdiction pourra être rigoureuse au point d'obliger le navire à aller au mouillage de quarantaine où il restera tout le temps nécessaire à son complet assainissement.

§ 4. Si la maladie ne règne ni dans le port, ni dans la ville, le navire sera aussitôt envoyé au mouillage de quarantaine; il sera isolé et converti en lazaret. Seulement après assainissement complet, il pourra retourner au mouillage général.

ART. 26. — Si la maladie reconnue à bord d'un navire dans le port était épidémique et que l'on se trouvât dans un des cas prévus 1 et 2. Les agents sanitaires procèderont suivant les ordres reçus et dans le cas 3, enverront aussitôt le navire dans la station de quarantaine la plus proche. Là, on observera dans les relations avec le navire, les dispositions relatives à la quarantaine de rigueur.

Art. 27. — Aucun Commandant ne pourra envoyer à terre, ni conserver à bord les malades qu'il aurait sur son navire sans autorisation de la Santé donnée après examen préalable.

Paragraphe unique. — Le Commandant qui enfreindrait cette disposition, encourrait les peines du règlement spécial.

Art. 28. — Aucun médecin ne pourra aller à bord d'un navire mouillé, pour examiner ou traiter un malade quelconque sans avis préalable des autorités sanitaires qui devront accompagner le médecin, pour s'informer de la nature de la maladie.

Paragraphe unique. — Le médecin qui manquerait à cette prescription s'exposerait aux mêmes peines que celles ci-dessus prévues pour le Commandant en faute.

Art. 29. — Sont exceptés des dispositions des deux articles précédents les cas d'accidents traumatiques.

CHAPITRE V

DES MOUILLAGES

Art. 30. — Il y aura autant que possible dans chaque port trois mouillages sanitaires :

Celui de visite ;

Celui d'observation ;

Celui de quarantaine.

Art. 31. — Ces mouillages seront désignés par les autorités sanitaires d'accord avec les autorités maritimes.

CHAPITRE VI

DES QUARANTAINES

Art. 32. — Il y aura deux sortes de quarantaine.

(*a*) Celle d'observation ;

(*b*) Celle de rigueur.

§ 1. Les quarantaines d'observations consisteront à retenir le navire le temps nécessaire pour pratiquer à bord une visite rigoureuse,

§ 2. La quarantaine de rigueur aura deux buts :

1° Vérifier si parmi les passagers arrivant de ports suspects ou contaminés il y en aurait aucun atteint de maladie épidémique dans la période d'incubation ;

2° Procéder à la désinfection d'objets pouvant contenir et transmettre des germes contagieux.

§ 3. La quarantaine de rigueur sera appliquée :

1° Aux navires contaminés ;

2° A ceux ayant eu à bord des cas de maladies non déterminées et dont la visite n'aurait pu vérifier la nature.

Art. 33. — La quarantaine d'observation consistera dans l'examen rigoureux spécifié à l'art. 20 et qui sera opéré par le médecin du lazaret flottant.

Dans cet examen, on procédera comme suit : le médecin examinera tous les livres du bord contrôlant les existences de médicaments dans la pharmacie avec les notes du livre d'approvisionnement ; il fera l'appel des hommes de l'équipage et des passagers, et vérifiera les motifs de l'absence de ceux qui ne seront pas présents ; il visitera les divers compartiments du navire. Si, de toutes ces recherches résulte pour lui la certitude de l'état sain du navire, il agira suivant l'art. 8 de la convention.

ART. 34. — La durée de la quarantaine de rigueur sera déterminée par la durée maximum de la période d'incubation de la maladie qu'il s'agit d'éviter, soit dix jours pour la fièvre jaune, huit pour le choléra, vingt pour la peste. Cette durée pourra être comptée de deux manières :

(*a*) De la date du dernier cas survenu pendant la traversée ;

(*b*) De la date du débarquement des passagers dans le lazaret.

§ 1. La quarantaine de rigueur partira de la date du dernier cas survenu pendant la traversée, si les trois conditions suivantes sont remplies :

(*a*) Si le navire satisfait aux conditions des paragraphes 1, 2 et 3 de l'art. 5 de la convention ;

(*b*) S'il se trouve à bord un inspecteur sanitaire pouvant certifier la date exacte de la conclusion du dernier cas, l'exécution de toutes les mesures de désinfection indiquées dans les instructions reçues par l'inspecteur du chef du service sanitaire et conformément à ce règlement international, enfin le parfait état actuel de la santé à bord ;

(*c*) Si les autorités sanitaires peuvent vérifier la véracité des renseignements fournis.

§ 2. Si, dans les conditions ci-dessus indiquées, le temps écoulé depuis la date du dernier cas jusqu'au jour de l'arrivée du navire est égal ou supérieur à celui de la durée maximum de la période d'incubation, les passagers seront admis en libre pratique ainsi que le navire, s'il ne porte aucun objet suspect.

Si le navire contient des objets suspects mais n'ayant pu contaminer les passagers et l'équipage, s'ils n'ont pas été désinfectés ou si on ne peut préciser l'époque de la désinfection, la libre pratique ne sera accordée que cette désinfection une fois effectuée.

En cas contraire, navire et gens seront soumis à la quarantaine de rigueur.

§ 3. Si le temps écoulé depuis le dernier cas est inférieur à la durée maximum d'incubation et si le navire se trouve dans les conditions prévues au paragraphe 1, les passagers feront une quarantaine complémentaire du nombre de jours nécessaires pour parfaire la durée de la période d'incubation.

Cette quarantaine complémentaire se fera dans le lazaret, sauf le cas où il n'existerait point de lieu convenable pour en établir un, on permettrait alors de la faire à bord.

§ 4. Si, au moment de son arrivée, le navire avait à bord des personnes atteintes de maladies épidémiques, les malades seraient placés à l'hôpital et les passagers soumis à la quarantaine dans le lazaret flottant. La quarantaine, dans ce cas, se compterait du jour de l'entrée au lazaret.

Le navire demeurera soumis aux conditions prévues par les règlements des lazarets.

§ 5. Seront soumis aussi aux règles ci-dessus les navires qui, ayant eu des cas antérieurs de maladies épidémiques sans plus en avoir à l'arrivée, n'auraient pas exactement satisfait aux exigences du paragraphe 1 de cet article.

§ 6. Les navires suspects qui auraient fait le voyage du port contaminé ou suspect à celui d'arrivée dans un temps moindre que la durée maximum de la période d'incubation seront aussi soumis à la quarantaine d'observation suivant les dispositions du paragraphe 3.

Sera dispensé de cette quarantaine le navire de 2e catégorie qui, arrivant d'un port sain dans de bonnes conditions de santé à bord attestées par l'inspecteur, toucherait à Rio-Janeiro, Montévidéo ou Buenos-Ayres en temps d'épidémie mais se bornerait à débarquer des passagers et des marchandises ne recevant que la correspondance postale pourvu que ces opérations aient été effectuées sur un ponton spécia disposé par l'autorité sanitaire, bien situé, libre de toute contagion, bien isolé et par conséquent ne permettant aucun contact avec des gens ou des objets de ce port.

Ces faits devront être attestés par un document authentique, signé des autorités maritimes du port touché, visé par le consul de destination et certifié par un inspecteur du pays aussi de destination.

§ 7. Le navire suspect qui aurait eu une traversée dépassant la durée de la période d'incubation sera soumis à la quarantaine d'observation pendant laquelle on procèdera aux vérifications prescrites par ce règlement. Seulement, après qu'il sera prouvé qu'il ne s'est produit à bord aucun cas de maladie épidémique, il sera admis en libre pratique. Il est entendu que si ces navires portaient des objets suspects non désinfectés mais n'ayant pu contaminer les gens du bord, ils seront soumis à la quarantaine de rigueur pour compléter la désinfection ; il sera procédé à celle-ci, sitôt après le débarquement des passagers admis eux en libre pratique.

S'il a pu y avoir contamination, on suivra les prescriptions de la dernière partie du paragraphe 2 de ce présent article.

§ 8. Les dispositions précédentes seront applicables aux navires de la 1ʳᵉ catégorie suivant classement établi à l'art. 5 de la convention, même s'ils n'ont pas à bord d'inspecteur sanitaire, pourvu qu'ils observent rigoureusement les dispositions de ce règlement en ce qui touche la responsabilité du médecin du bord vis-à-vis des autorités sanitaires au port d'arrivée et les informations qu'il doit fournir sur la foi du serment professionnel. Les navires auraient encore dû observer pendant la traversée toutes les instructions traçant les devoirs de l'inspecteur sanitaire.

§ 9. Les dispositions antérieures relatives à la concession faite pour les quarantaines de rigueur ne seront applicables aux navires de 2ᵉ catégorie que si :

1° Ils ont reçu à bord un inspecteur sanitaire lui accordant passage gratuit de 1ᵣ classe aller et retour ;

2° Ils ont observé relativement à la santé du bord les observations de l'inspecteur tant au départ que durant la traversée.

En cas contraire, on n'admettra pas dans le compte de la quarantaine de rigueur la règle établie à l'art. 34, lettre *a*, tant pour les passagers que pour le navire même.

Art. 35. — Le navire qui, ayant suivi les règles de la convention, ne pourrait faire la quarantaine qui lui serait imposée dans un quelconque des ports des trois pays pourrait cependant recevoir des passagers à condition que :

1° Aucune de ses embarcations ne communique avec la terre ;

2° Les embarcations qui lui amèneraient des passagers seraient soumises aux mêmes quarantaines qu'il aurait à purger.

Art. 36. — Quand un navire qui aurait à subir une quarantaine de rigueur porte des passagers et des marchandises à destination de différents ports, il débarquera au lazaret du port touché ce qu'il doit y laisser et pourra poursuivre son voyage.

Art. 37. — La déclaration de contaminé appliquée à un port amènera l'interdiction sanitaire des navires en provenant qui l'auraient quitté dans la période immédiatement antérieure à cette déclaration : de vingt jours pour la peste, dix pour la fièvre jaune et huit pour le choléra.

Ces navires seront soumis aux traitements que les événements du bord indiqueront suivant les règles précédentes.

Art. 38. — Les personnes atteintes de maladies épidémiques, se trouvant à bord des navires retenus ou dans les lazarets devront passer sur l'hôpital flottant. Celles attaquées de maladies simplement contagieuses seront traitées dans un local isolé. Celles atteintes de maladies communes seront soignées dans une infirmerie attenante au lazaret, où elles auront, après guérison, à purger leur quarantaine. Etant donné le cas qu'on n'aurait pu les admettre dans un hôpital à terre une fois expiré le délai de quarantaine imposé au groupe dont elle font partie.

CHAPITRE VII

DES LAZARETS

ART. 39. — Chaque pays établira le nombre de lazarets indispensables aux besoins et en accord des règles de l'art. 3 de la convention.

ART. 40. — Dans les lazarets de terre on n'admettra les passagers devant subir la quarantaine de rigueur ou complémentaire que s'ils ne présentent aucun symptôme de maladie épidémique ou même contagieuse.

ART. 41. — Dans les lazarets flottants on recevra les passagers ayant subi le contact de malades atteints de maladies épidémiques et partant considérés comme suspects.

ART. 42. — Dans les hôpitaux flottants seront reçus les malades atteints de maladies épidémiques et provenant des lazarets fixes ou flottants ainsi que ceux de navires arrivés contaminés ou contaminés après leur arrivée.

ART. 43. — Les lazarets fixes et flottants auront des hôpitaux préparés pour recevoir les malades atteints de maladies communes et un autre spécialement isolé pour les maladies contagieuses mais non épidémiques.

ART. 44. — Dans les lazarets fixes ou flottants on observera généralement le principe d'isolement appliqué aux divers groupes de passagers entrés à la même date dans l'établissement.

Cet isolement de chaque groupe doit aussi s'appliquer au personnel chargé du service.

Art. 45. — Les lazarets fixes et flottants ainsi que les hôpitaux devront être poursuivis d'un nombre suffisant d'étuves de désinfection à la vapeur d'eau.

Art. 46. — Les bagages, vêtements et objets que les personnes soumises aux diverses quarantaines conserveront avec elles seront d'abord désinfectés à l'entrée dans l'établissement. Cette opération devrait se répéter chaque fois qu'il se produirait un cas de maladie épidémique. Ces nouvelles désinfections ne seront pratiquées que sur les bagages, vêtements, etc., du groupe de passagers dans lequel se serait produit le cas, et la quarantaine infligée à ce groupe devra repartir de ce jour ou mieux du moment de cette nouvelle désinfection.

Art. 47. — Les convalescents de maladies épidémiques provenant des hôpitaux flottants avant d'être admis en libre pratique devront purger une quarantaine égale à la durée maximum de la période d'incubation. Cette quarantaine se fera dans le lazaret flottant.

Art. 48. — Le débarquement des bagages des passagers ayant subi quarantaine dans les lazarets flottants ne pourra se faire qu'après désinfection immédiate.

Art. 49. — Dans le cas où il n'y aurait pas de place dans les lazarets, la quarantaine pourra se faire à bord même des navires qui ont amené les passagers.

Abt. 50. — Chaque pays fixera indépendamment, mais conformément aux préceptes de ce règlement, les règles devant régir les établissement sanitaires sous sa dépendance. Ces règles seront communiquées aux chefs des services sanitaires des autres pays.

CHAPITRE VIII

DISPOSITIONS GÉNÉRALES

Priviléges des bateaux postaux.

ART. 51. — Les dispositions du paragraphe 1 de l'art. 5 de la convention sont obligatoires pour tous les navires jouissant dans les trois pays de priviléges postaux.

ART. 52. — Les chefs des services sanitaires devront demander à leurs gouvernements de retirer les priviléges postaux qui, quatre mois après la mise en vigueur de cette convention, n'auraient pas satisfait aux prescriptions de l'article précédent.

ART. 53. — La mesure prévue ci-dessus devra être communiquée aux chefs du service sanitaire des deux autres pays par celui qui l'aurait provoquée.

ART. 54. — Les navires qui, postérieurement, solliciteront les priviléges postaux d'un quelconque des trois pays devront déclarer :

1° Qu'ils adhèrent à la convention sanitaire de Rio-Janeiro ;

2° Qu'ils s'engagent à observer les prescriptions de ce règlement pour ce qui les concerne ;

3° Qu'ils ont obéi à toutes les règles posées par le paragraghe 1 de l'art. 5 de la convention ;

4° Qu'ils mettront à la disposition des autorités sanitaires un passage gratuit aller et retour pour l'inspecteur qui aura reçu commission d'embarquement ;

5° Qu'ils exécuteront toutes les prescriptions que formulera l'inspecteur en vue du maintien de la santé à bord.

INSTRUCTIONS

ART. 55. — Les chefs des services sanitaires des trois pays rédigeront les instructions relatives à ce règlement. Elles seront publiées et répandues avec profusion parmi les agents des autorités sanitaires, les commandants de navires, agents de Compagnies à vapeur, etc., etc., sans compter celles qu'elles devront, à chaque voyage, donner aux inspecteurs en prévision de cas déterminés.

ART. 56. — Si, par suite des progrès de la science, les chefs des services sanitaires croyaient devoir joindre aux instructions générales ci-dessus mentionnées l'indication de nouveaux procédés ou de nouveaux agents de désinfection modifiant ou remplaçant absolument ceux qui paraissent aujourd'hui les plus efficaces pour la prophylaxie des maladies épidémiques ou seulement contagieuses. Ils auront à se mettre d'accord sur l'initiative d'un quelconque d'entre eux. Cependant l'innovation ne sera portée à ce règlement ou dans les instructions annexées que si elle est unanimement approuvée par les trois chefs du service sanitaire.

Rio-Janeiro, 26 novembre 1887.

(L. S.) CARLOS Mᵉ RAMIREZ.

(L. S.) BARON DE COTEGIPE.

(L. S.) ENRIQUE B. MORENO.

Marseille. — Typ. et Lith. Barlatier et Barthelet, rue Venture, 49

MODÈLE Nº 1

PATENTE DE SANTÉ

Nation . . . .

Règlement Sanitaire International

Port . . . .
Art. . . . .

L'autorité Sanitaire de ce port certifie que le navire ci-dessous désigné part dans les conditions suivantes :

Nom du navire . . . .
Classe . . . .
Pavillon . . . .
Tonnage . . . .
Matricule . . . .
Destination . . . .
Nom du Capitaine . . . .
Nom du Médecin . . . .
Nom de l'Inspecteur Sanitaire . . . .
Passagers . . . .
Art. . . . .
Équipage . . . .
Chargement . . . .
Bagages . . . .
Conditions Sanitaires du navire . . . .
État Sanitaire de l'équipage et des passagers . . . .
État Sanitaire du port . . . .
État Sanitaire de la ville . . . .
Maladies épidémiques régnant . . . .
Nombre des malades . . . . Nombre des
décès . . . .

(Port et date)

(Signature de l'autorité sanitaire)

(Timbre de la Santé)

MODÈLE Nº 2

BILLET SANITAIRE INTERNATIONAL .

Nation . . . . Port . . . .

L'autorité sanitaire de ce port certifie que le navire . . . . arrivant
de . . . . avec escales à . . . . est arrivé dans ce port
le . . . . portant sur sa Patente de Santé la rectification suivante :
. . . . en . . . .
formule par le Consul . . . .
En l'état de cette rectification, il a été procédé de la manière suivante :

PASSAGERS ET ÉQUIPAGE

BAGAGES

NAVIRE ET CHARGEMENT

En conséquence il lui est délivré le présent billet pour établir le traitement qui lui a été appliqué et comme document que
le . . . . pour être admis en libre pratique .

(Port et date).

(Signature).

(Timbre).

394

394

www.ingramcontent.com/pod-product-compliance
Lightning Source LLC
Chambersburg PA
CBHW071328200326
41520CB00013B/2911